AF296512

H. VIVIEN

LE FIGADOL

EXTRAIT INTÉGRAL DE FOIE DE MORUE

RUE LA FAYETTE, 126

PARIS

H. VIVIEN

LE FIGADOL

EXTRAIT INTÉGRAL DE FOIE DE MORUE

RUE LA FAYETTE, 126
PARIS

LE FIGADOL

EXTRAIT INTÉGRAL DE FOIE DE MORUE

DE

H. VIVIEN

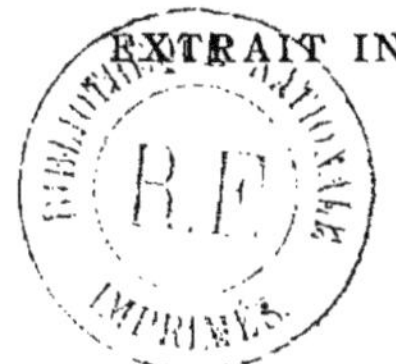

« Si l'huile de foie de morue était débarrassée de son
« extrait, disait le professeur Germain Sée, elle ne
« vaudrait pas mieux que l'huile d'olive. »

Dans cette leçon le célèbre professeur insistait donc
sur l'importance des principes extractifs de l'huile de
foie de morue, et si l'on considère que le corps médical
tout entier a soin de spécifier l'origine de « morue »
dans ses ordonnances d'huile de foie, on doit en
conclure : 1° que ces principes sont spéciaux à la
morue ; 2° que leur administration égale au moins en
importance celle de la matière grasse qui trouverait
son équivalent dans l'huile de foie de bien d'autres
poissons.

Or, les doses habituelles d'huile de foie de morue
présentent ces principes en quantité si minime que la

vertu médicamenteuse de ceux-ci n'est constatable que par l'absorption de volumes d'huile souvent impraticables pour les malades, soit par leur masse graisseuse indigeste, soit par le dégoût que provoque leur odeur.

La suppression de ce dernier inconvénient est bien, il est vrai, réalisée en partie par les producteurs d'huile de foie de morue qui cherchent maintenant à produire une huile dépourvue de goût et d'odeur. Mais ce perfectionnement relatif ne s'obtient qu'au détriment des propriétés du médicament, puisque l'on n'y parvient qu'en éliminant les principes extractifs naturels. Dans ces conditions, l'huile se trouve ramenée à l'état de simple aliment gras, agissant comme tel, lorsque tolérée, mais n'ayant pas les vertus curatives, diurétiques et excitantes de l'appétit qui sont le propre de ses principes spéciaux et qui justifient son emploi ainsi que nous le rappelons ci-après. N'est-il donc pas, dans ces cas d'intolérance déjà, logique de recourir aux principes extractifs qui sont d'absorption et de digestion faciles?

Un rapport à l'Académie de médecine de Paris, datant de 1862, s'exprime en ces termes :

« L'Extrait de foie de morue contient une énorme proportion de principes chimiques actifs médicamenteux, en comparaison de celle si faible que possède l'huile.....

« ..... L'Extrait opère des effets généraux et des résultats thérapeutiques du même genre que l'huile de

foie de morue ; l'économie prend plus d'énergie, l'appétit se dessine peu à peu, la figure se colore, les forces et l'activité musculaire s'accroissent ; en un mot, l'emploi de l'Extrait de foie de morue tend à augmenter l'assimilation et améliore notablement l'état général des malades comme le fait l'huile. »

Depuis cette époque, plusieurs travaux chimiques ont successivement exposé l'importance secondaire de l'huile de foie de morue proprement dite, au point de vue thérapeutique, si on la compare avec les propriétés si puissantes et si réparatrices de ses éléments médicamenteux, c'est-à-dire de son extrait.

Ces matières extractives d'origine biliaire, acides et alcaloïdes, ont été magistralement étudiées par MM. Armand Gautier et Mourgues (*Bulletin de l'Académie de Médecine*, Paris, 4 février 1890). Parmi les corps qu'ils en ont séparés :

$$\text{la morrhuine } C^{19} H^{27} Az^3,$$
$$\text{l'acide morrhuique } C^9 H^{13} Azo^3,$$

ont été reconnus comme absolument spéciaux à la morue, et ces savants en ont, par des injections à des cobayes et à des oiseaux, déterminé l'action thérapeutique qui répond entièrement au but cherché dans la médication par l'huile de foie de morue.

Nous devons transcrire ici au moins deux de ces expériences :

EXPÉRIENCE I. — A 3 h. 48 m., un cobaye de 235 grammes

reçoit à la patte postérieure droite une injection sous-cutanée de 40 milligrammes de chlorhydrate de morrhuine.

A 4 h. 2 m., le poil de l'animal se hérisse, il se met en boule, il pousse de petits cris plaintifs et, à plusieurs reprises, frotte son museau avec ses pattes antérieures.

A 4 h. 4 m., *urination* et *défécation*. L'animal, toujours ramassé en boule, se plaint de temps à autre ; il est un peu essoufflé.

A 4 h. 12 m., même état. L'animal *urine de nouveau*.

A 4 h. 30 m., il *urine encore*.

A 4 h. 45 m., il reste en boule, blotti dans un coin, un peu hébété, immobile ; *il urine une quatrième fois*.

A 6 h., *seconde défécation* et *cinquième émission d'urine*.

On le pèse alors. Son poids n'est plus que de 220 grammes au lieu de 235 au début. Déduction faite de 3 grammes pour les pertes subies par la défécation et la respiration, l'animal, dans l'espace de 2 heures 12 minutes, avait donc perdu par transpiration et surtout par cinq mixtions successives, 12 grammes de son poids, Un homme de 70 kilogrammes, s'il eut uriné proportionnellement, aurait donc en 2 heures 12 minutes, perdu 3.574 grammes d'urine, ou 1.635 grammes en une heure, quantité énorme si l'on se rappelle que l'adulte n'émet pas au delà de 1.400 à 1.500 centimètres cubes d'urine en 24 heures.

L'animal, qui, contrairement à ce qui se passe chez les individus de son espèce, a ainsi uriné cinq fois avec abondance, est maintenant alerte. On s'aperçoit qu'il cherche partout avidement à manger, il dévore jusqu'à ses crottins. Il se jette sur tout ce qu'on lui offre, depuis les carottes jusqu'aux pailles et au foin sec ; et cette excitation de l'appétit se prolonge jusqu'à ce qu'on perde de vue ce cobaye, que l'on retrouve fort bien portant le lendemain.

Expérience II. — Un jeune cobaye du poids de 220 grammes reçoit, par injection intra-musculaire dans les deux pattes postéricures, 35 milligrammes d'acide morrhuique à l'état de sel sodique. Observé 10 minutes après, l'animal n'offre aucun indice de malaise. La sensibilité est conservée dans les membres injectés. Il se livre à une *première miction*. Quinze minutes après le début de l'expérience, l'animal *urine de nouveau*. Il se jette avidement sur une feuille de chou qu'on lui présente. Au bout d'une demi-heure, le cobaye *urine une troisième fois*. Il continue à manger et à trotter.

Ces deux substances jouissent donc de propriétés diurétiques des plus puissantes. Contrairement à ce qui se passe chez le cobaye, dont les urines sont généralement troubles et peu abondantes, sous l'influence de la morrhuine et de l'acide morrhuique, les urines augmentent considérablement en quantité et deviennent rapidement limpides. En même temps, les animaux se jettent avidement sur les aliments qu'on leur offre. Tous ces caractères montrent, à n'en pas douter, que l'acide morrhuique est, comme la morrhuine, un excitant des fonctions assimilatrices et de l'appétit.

On lira aussi avec intérêt le passage suivant d'une leçon sur les maladies de poitrine, par le professeur S. D. Bird, membre du Collège Royal de Londres, ancien médecin de Brompton Hospital (Hôpital des phtisiques de Londres).

« L'Académie de Médecine de Paris parle très favo-
« rablement de l'action de cet *Extractum morrhuæ*, qui
« paraît très convenable à une classe nombreuse de
« malades que nous voyons ici dans notre pratique,
« particulièrement l'été, lorsque le système ne peut

« utiliser beaucoup de matières grasses, et que l'action
« spécifique de ces matières extractives éminemment
« animalisées et des matières chimiques qui les accom-
« pagnent, est le plus particulièrement indiquée.
« Quelques grains de cet extrait équivalent, en propor-
« tion médicale, à plusieurs doses d'huile. L'odeur
« toute particulière, et à laquelle on ne peut se mé-
« prendre, de la propylamine, rend cette préparation
« impossible à imiter ou à falsifier.

« J'en ai fait un usage fréquent durant les trois derniers
« mois, et j'en ai vu assez pour affirmer qu'elle est
« digne d'une expérimentation très étendue. Plusieurs
« de mes malades qui ne peuvent pas prendre du tout
« d'huile de foie de morue, se trouvent fort bien de ces
« pilules. Je citerai particulièrement un malade, dans le
« troisième degré de phtisie, qui en prend neuf par
« jour, et qui assure que son estomac les demande
« vivement aux heures déterminées. »

Le professeur Moore, de Londres, a exprimé sous une
forme saisissante l'admiration que lui a causée la pro-
priété *histogénique* de l'Extrait de foie de morue. « *The
extract making flesch in a marked manner* » (l'extrait
faisant de la chair d'une manière remarquable.)

En 1866, le docteur Vivien appliqua sa méthode de
concentration par le froid à la production de l'extrait
de foie de morue.

Le tableau analytique ci-après montre les proportions
des éléments offerts par cet extrait et, en même temps,
celle des éléments de l'huile.

PRINCIPES CONSTITUANTS POUR CENT PARTIES	EXTRAIT	HUILE
Acides gras et glycérine		95,967
Ichthyoglycine (Glycogène hépatique du poisson)	5o	
Propylamine	1,361	
Butylamine.	1,225	0,00486
Amylamine.	2,155	0,00866
Dihydrolutidine.	0,825	0,00330
Morrhuine	2,470	0,0988
Acide morrhuique.	24,675	0,987
Acides lactique, acétique et butyrique.	1,127	0,120
TOTAL DES CONSTITUANTS ORGANIQUES	83,838	1,22262
Phosphore et ac. phosphorique.	2,090	0,113
Soufre total.	0,200	0,071
Iode.	0,054	0,037
Chlore avec traces de brome. .	1,525	0,149
Soude	1,170	0,055
Magnésie.	0,366	0,009
Chaux	0,510	0,152
Potasse.	0,211	
Ammoniaque	0,341	
TOTAL DES CONSTITUANTS INORGANIQUES.	6,467	0,586
Eau et perte	9,695	2,225
	100,000	100,000

On voit par ce tableau, que si l'huile est un nutriment
par ses corps gras (triglycérides), elle est un pauvre
médicament par son peu de principes extractifs, défaut
qui se trouve exagéré dans l'huile blanche ou ambrée,
parce que l'on enlève l'huile au fur et à mesure de sa
formation accélérée par l'outillage actuel, avant qu'elle
ait pu dissoudre les matières extractives parenchyma-
teuses.

L'*extrait*, au contraire, apparaît comme un nutriment
puissant et complexe par son hydrate de carbone

(ichthyoglycine ou glycogène) et ses combinaisons phosphorées (glycérophates, lécithines). Il est, de plus, médicament encore plus puissant par la haute proportion des principes extractifs qu'il renferme (*Revue de Médecine*, 10 mars 1903. D' Guerder).

L'une n'est qu'une partie, l'autre est la presque totalité de l'extrait d'un important organe à nombreuses fonctions : sécrétion biliaire, fonction glycogénique, formation de graisse et de lécithine (Stolnikow), hématopoïèse, uréopoïèse, action antitoxique.

On sait aujourd'hui, depuis l'hypothèse opothérapique développée par Brown-Séquard, l'importance curative attribuable aux extraits organiques, leurs propriétés vivifiantes et antitoxiques. Ils nous représentent, au total, comme une sorte de nutriment synthétique et supérieur pour l'organisme qui l'utilise directement au lieu d'avoir la peine de le fabriquer lui-même. On peut dire que l'extrait passe directement de la cellule hépatique qui le produit, dans la circulation générale, où il jouera, contre les insuffisances et contre les dyscrasies fonctionnelles, le rôle dynamogénique et immunisant dévolu à tous les sucs organiques.

Dans l'extrait obtenu par le procédé Vivien, les principes organiques du foie de la morue donnés par l'analyse s'y montrent, soit à l'état libre, soit, en partie, sous forme de combinaisons : — Ichthyoglycine, morrhuine, choline, lécithines, nucléines, acides morrhuique et glycéro-phosphorique.

Les principes minéraux sont les termes finaux de différentes combinaisons pour le phosphore et pour le

soufre : — glycérophosphates, sels de calcium, magné-
sium, potassium, sodium ; chlorures; combinaisons
iodées et bromées provenant de l'alimentation végétale
de la morue.

Il serait fort long d'énumérer ici les expériences de
physiologie et les recherches cliniques qui ont déterminé le grand rôle des alcaloïdes et de l'acide morrhuique. Aux citations antérieures, nous ajouterons
seulement que dans sa thèse de Doctorat (*Étude sur
l'huile de foie de morue*, Paris 1900), M. Maigné définit
très justement le rôle de ce médicament « nutritif par
ses éléments gras, médicamenteux par ses principes
actifs ».

Dans son « Grand Dictionnaire de Médecine » (art.
Huiles), le Professeur Jaccoud apprécie l'extrait comme
un médicament très rationnel et très utile quoique ne
jouant pas le rôle nutritif des corps gras.

En résumé, il ressort de l'objet de cette étude, que
le médecin possède dans l'extrait de foie de morue
une arme d'autant plus puissante que l'administration
du médicament ne possède aucun des inconvénients,
parfois sérieux, dus uniquement à l'ingestion de la
masse du corps gras, l'huile.

Pour la préparation de l'extrait de foie de morue
Vivien — auquel a été donnée la dénomination spéciale
de « FIGADOL [1] » — il est fait usage de procédés, de

1. Contraction des mots latins FIcus, GADus, OLeum.

dispositions et d'appareils perfectionnés qui assurent l'intégrité et la conservation entière des ferments hépatiques et des principes parenchymateux tels qu'ils existent après la mort de l'animal, dès l'autodigestion dont parlent Gautier et Mourgues.

C'est sur des foies frais de première qualité, choisis spécialement pour notre usage, que nous opérons.

L'extraction se fait sans l'intervention d'aucun agent chimique, dans le vide presque absolu et à une température qui ne s'élève jamais au-dessus de 10° à 12°.

L'extrait ainsi obtenu se présente sous la forme d'une masse déliquescente, de belle couleur jaune fauve, à odeur de hareng, d'une saveur franche et non désagréable. Il est entièrement soluble, en toute proportion dans l'eau et les véhicules hydro-alcooliques.

Le choix d'un mode de préparation pharmaceutique, pour un produit aussi délicat, était particulièrement difficile, car il fallait, avant tout, respecter l'intégrité des ferments vivants. La première idée qui se présente à l'idée du praticien, est celle de l'emploi du médicament sous la forme de solution stérilisée, permettant de recourir aux injections sous-cutanées.

Toutefois, si séduisant que puisse paraître ce procédé d'administration de l'extrait de foie de morue par voie hypodermique, l'expérience montre qu'il ne saurait entrer dans la pratique courante. Il y a lieu, en effet, de rejeter la voie hypodermique ou même intra-musculaire pour l'introduction de l'extrait hépatique dans l'organisme, ce mode opératoire restant, quelque précaution que l'on prenne, toujours très douloureux. D'autre part, il n'a jamais été constaté une supériorité de ce procédé sur l'ingestion par voie buccale qui a l'avantage d'interposer le foie entre le plasma cellulaire et l'extrait en nature.

Nous avons donc adopté les procédés d'incorporation véhiculaire suivants :

1° L'extrait est incorporé à un VIN liquoreux, dont le parfum masque complètement l'odeur et la saveur *sui generis* du médicament. Une cuillerée à potage du VIN renferme 12 centigrammes de Figadol qui équivalent à deux cuillerées d'huile de foie de morue ;

2° Sous forme de DRAGÉE ou pilule dragéifiée, dont le noyau contient 6 centigrammes de Figadol équivalant à une cuillerée d'huile de foie de morue ;

3° Enrobé dans une CAPSULE de gluten renfermant 12 centigrammes de Figadol, soit l'équivalent de deux cuillerées d'huile de foie de morue.

Sous l'une aussi bien que sous l'autre de ces formes, le médicament est absorbé sans aucune sensation désagréable, en toute saison et sous les climats les plus chauds.

Par son goût agréable et par les résultats qu'il produit, le *Vin de Vivien* a, depuis de longues années, conquis la faveur du corps médical. Cependant, la forme vineuse, en limitant forcément les doses quotidiennes à trois ou quatre cuillerées ne permettrait pas d'atteindre à ces doses massives, difficilement praticables par l'huile de foie de morue, mais nécessaires dans certains cas (Expériences du professeur Jaccoud).

Aussi pour suivre le conseil donné dans le cours d'expériences en hôpitaux, de rechercher un mode de préparation permettant d'administrer des doses élevées sous un volume restreint, nous avons également adopté la forme capsulaire *à enrobage de gluten*. Ce mode de préparation constitue un excellent perfectionnement de la dragée. Cependant, en raison de la difficulté que présente son exécution et de son caractère industriel, il échappe au préparateur de petites masses. C'est pourquoi les livres classiques n'en parlent que très succinctement.

Nous avons acquis la certitude que notre procédé d'enrobage au gluten assure la diffusion lente, par exosmose, du médicament. Ce contrôle a été fait sur maintes personnes et maintes fois. Nous croyons à peine utile de faire remarquer que l'enveloppe de gluten masque l'odeur du médicament et que soustrayant celui-ci à l'action de l'estomac, elle a pour effet de supprimer les renvois. C'est ainsi que des malades ont pu être traités avec 9 capsules par jour, soit l'équivalent de 270 grammes d'huile de foie de morue.

La faculté de pratiquer ces doses massives a été démontrée en différents services d'hôpitaux, et dans une série de cas des plus variés : blépharo-conjonctivite rebelle, abcès bacillaire, tuberculose chez les hérédo-syphilitiques, etc. Toujours la tolérance fut parfaite et l'amélioration rapide.

PRÉPARATIONS DU Dʳ VIVIEN
AU FIGADOL

(EXTRAIT INTÉGRAL DE FOIE DE MORUE)

Le *Mode d'emploi* étant absolument le même que celui de l'huile de foie de morue, nos préparations sont dosées de telle sorte qu'une cuillerée à potage de VIN VIVIEN, ou une CAPSULE VIVIEN, soit l'équivalent de deux cuillerées de la meilleure huile de foie de morue. Une DRAGÉE VIVIEN équivaut à une cuillerée d'huile.

DOSES MOYENNES

Pour les Adultes : 1 à 2 cuillerées à potage ou petits verres à liqueur du *Vin*, ou 1 à 2 *Capsules*, ou 2 à 4 *Dragées*, avant le repas.

Pour les Enfants : 1 cuillerée à dessert du *Vin* ou 1 *Capsule*, ou 1 à 2 *Dragées*, avant le repas.

PRIX EN FRANCE AU DÉTAIL :

La bouteille de Vin Vivien au Figadol . . . . 3 fr. 50
Le flacon de 50 Capsules Vivien au Figadol 2 fr. 50
Le flacon de 100 Dragées Vivien au Figadol. 2 fr. 50

PARIS, Rue La Fayette, 126

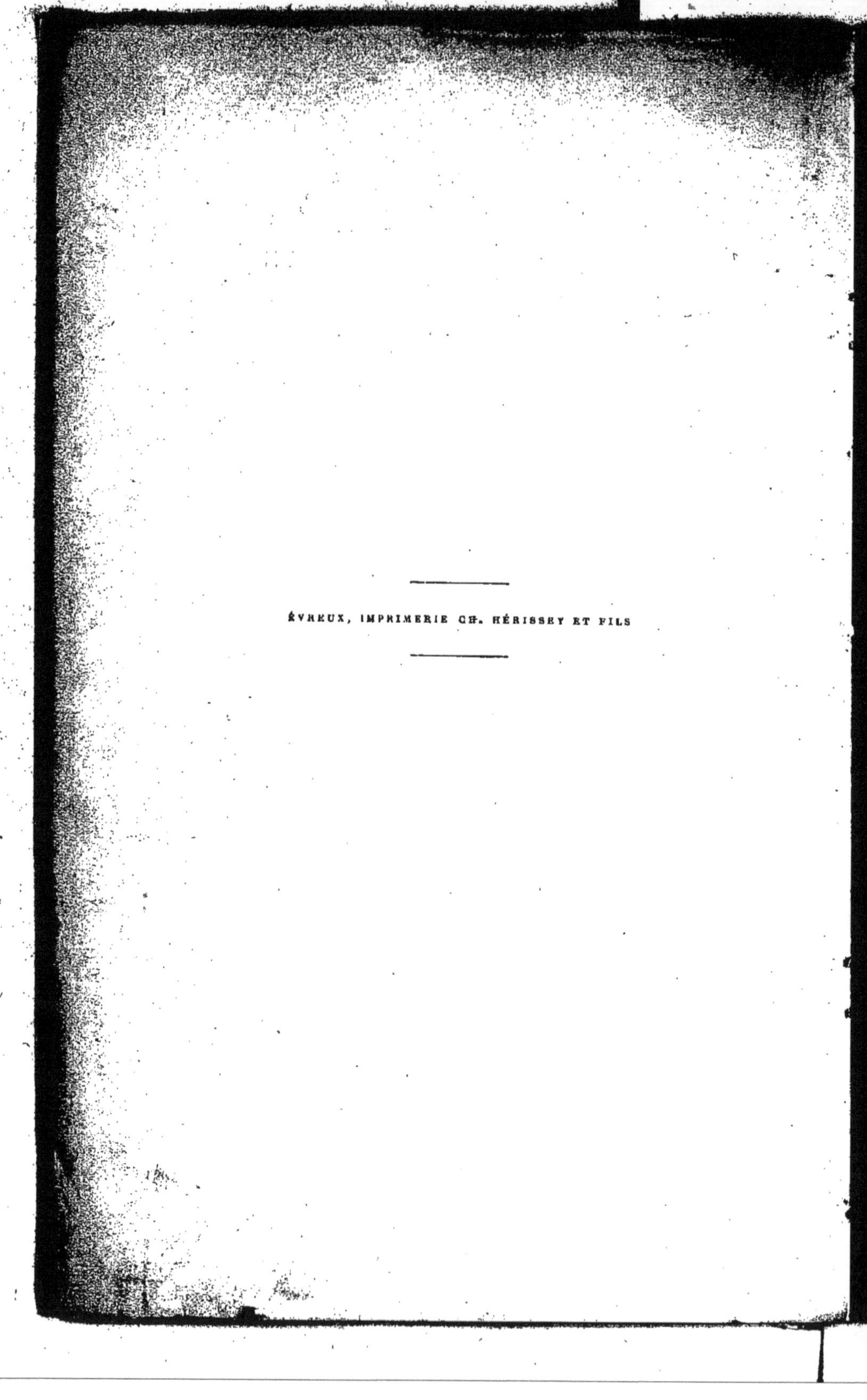

ÉVREUX, IMPRIMERIE CH. HÉRISSEY ET FILS

www.ingramcontent.com/pod-product-compliance
Ingram Content Group UK Ltd.
Pitfield, Milton Keynes, MK11 3LW, UK
UKHW020116100726
13658UKWH00005B/2212